CONTRIBUTION A L'ÉTUDE

DES

HYDROCÈLES RÉCIDIVÉES

DE LA TUNIQUE VAGINALE

ET DE LEUR TRAITEMENT

PAR

FAFOURNOUX
Docteur en médecine de la Faculté de Paris.

PARIS
A. PARENT, IMPRIMEUR DE LA FACULTÉ DE MÉDECINE
A. DAVY, successeur
52, RUE MADAME, ET RUE MONSIEUR-LE-PRINCE, 14.

1885

CONTRIBUTION A L'ÉTUDE

DES

HYDROCÈLES RÉCIDIVÉES

DE LA TUNIQUE VAGINALE

ET DE LEUR TRAITEMENT

PAR

FAFOURNOUX
Docteur en médecine de la Faculté de Paris.

PARIS
A. PARENT, IMPRIMEUR DE LA FACULTÉ DE MÉDECINE
A. DAVY, successeur
52, RUE MADAME, ET RUE MONSIEUR-LE-PRINCE, 14.

1885

A LA MEMOIRE DE MON PÈRE

A MA MÈRE

A MES FRERES

A MA SŒUR

A MES PARENTS

A MES AMIS

A MON PRÉSIDENT DE THÈSE

M. LE PROFESSEUR LANNELONGUE

Chirurgien de l'hôpital Trousseau.

A M. LE DOCTEUR DIEULAFOY

Professeur agrégé à la Faculté de médecine de Paris,
Médecin de l'hôpital Saint-Antoine.

A MES MAITRES DE LA FACULTÉ DE MÉDECINE
DE PARIS

A MES PREMIERS MAITRES
DE L'ÉCOLE DE MÉDECINE ET DE PHARMACIE
DE CLERMONT

CONTRIBUTION A L'ÉTUDE

DES

HYDROCÈLES RÉCIDIVÉES DE LA TUNIQUE VAGINALE

ET DE

LEUR TRAITEMENT

INTRODUCTION.

S'il est peu d'affections plus communes que l'hydrocèle de la tunique vaginale chez l'homme, il en est peu aussi pour lesquelles un aussi grand nombre de traitements aient été successivement vantés. C'est, en effet, qu'il existe très peu d'affections chirurgicales qui soient aussi tenaces, et qui tout en semblant céder facilement à un traitement bien entendu récidivent cependant plus volontiers. Nous avons eu occasion l'année dernière d'observer plusieurs cas de récidive dans les services hospitaliers, et particulièrement dans celui de M. Polaillon, à la Pitié, que nous suivions alors ; et cette question nous a paru intéressante à étudier, à une époque surtout où la méthode antiseptique appliquée au traitement de l'hydrocèle semble avoir fait entrer celui-ci dans une nouvelle phase, et à ce titre nous en avons fait le sujet de notre thèse inaugurale.

Avant d'entrer dans notre sujet, nous prions M. le professeur Lannelongue de vouloir bien nous permettre de le remercier ici de l'honneur qu'il a bien voulu nous faire en acceptant la présidence de notre thèse. Qu'il nous soit permis aussi d'adresser à nos maîtres dans les hôpitaux, MM. Nicaise, Dieulafoy, Moizard, Dujardin-Beaumetz et Polaillon, l'expression de notre reconnaissance pour l'enseignement que nous avons puisé près d'eux.

Nous prions aussi M. Quénu, chirurgien des hôpitaux, de vouloir bien agréer tous nos remerciements pour l'obligeance avec laquelle il a bien voulu nous communiquer l'intéressante observation que nous publions *in-extenso* à la fin de notre travail.

ÉTIOLOGIE ET ANATOMIE PATHOLOGIQUE.

D'une façon générale, on peut dire que toute hydrocèle est susceptible de récidive. Dans quelles proportions? Sous quelles influences?

Certaines hydrocèles vaginales, — véritables hydropisies vaginales, — présentent cette particularité à un très haut point, et un épanchement de la tunique vaginale se produisant sous l'influence de rhumatisme (obs. de Notta, de Lisieux), ou d'une maladie du système nerveux (obs. de Berbès), vraisemblablement aussi d'une maladie de l'appareil circulatoire, capables de guérir spontanément ou sous l'influence d'un traitement général approprié, récidivent aussi avec la plus grande facilité (obs. de Berbès) et disparaissent avec une rapidité non moins grande. Tel cardiaque dans une période asystolique aura de l'hydrocèle en même temps que de l'œdème scrotal, qui lorsque sa circulation sera devenue régulière sous l'influence d'une médication appropriée, verra sa tunique vaginale se vider peu à peu du liquide qu'elle contenait; tel ataxique verra disparaître très rapidement une hydrocèle survenue d'une façon tout à fait inopinée. Mais que l'attaque asystolique se renouvelle, qu'une crise de douleurs fulgurantes reparaisse, et immédiatement l'hydrocèle primitive va se re-

(1) Notta. Loc. citat.

produire. Les hydrocèles de cette nature sont donc éminemment des hydrocèles à récidives.

A côté de ces hydrocèles tenant à une cause générale, il en est d'autres de cause purement locale qui vont se reproduire. Aussi diverses raisons ont été incriminées pour expliquer ces récidives; le mode de traitement employé surtout, et, puisqu'il s'agissait le plus souvent de ponctions irritantes, le liquide injecté après la ponction. En parlant du traitement nous aurons du reste à revenir sur cette question. Mais en outre, tous les chirurgiens sont d'accord pour reconnaître qu'il est à ces récidives des *causes anatomiques* véritablement prédisposantes, causes sur lesquelles il nous sera permis d'insister un moment.

Ces *causes anatomiques* peuvent tenir soit à la nature du liquide de l'hydrocèle, soit à la paroi de la poche liquide, et, par suite, à l'état des parties sous-jacentes à cette paroi.

Le liquide de l'hydrocèle en effet, on le sait, présente les caractères les plus variables.

« Cette sérosité est d'une teinte jaunâtre, pâle, citrine, transparente, fluide, mobile, sans viscosité (1). Elle peut aussi être colorée en rose ou même en rouge, et même en brun chocolat, par des globules du sang épanché : ceux-ci en tombant au fond du vase, après quelques heures de repos, laissent à la sérosité qui surnage l'aspect que je viens d'indiquer. On n'a pas noté qu'elle fût spontanément coagulable, comme l'est quelquefois la sérosité de l'ascite. Parfois elle est un peu filante, sirupeuse ou même visqueuse, et alors elle peut être trouble, et soit d'un jaune

(1) Ch. Robin. Leçons sur les humeurs, 2e édit., 1874, p. 364.

verdâtre, soit presque verte ou tout à fait verte (Velpeau); elle est inodore ou d'odeur fade très faible. Souvent ce liquide contient des paillettes formées par des amas de cristaux de cholestérine qui lui donnent un aspect micacé et flottent dans sa masse, puis se rassemblent à sa surface avec quelques gouttelettes d'huile. Il n'est pas très rare de voir ces paillettes assez abondantes pour rendre le liquide très trouble, analogue à un bouillon épais. C'est dans un cas de ce genre que Simon en a retiré 8; 40 avec des traces de graisse proprement dites. A la longue, par le repos, les paillettes de cholestérine se portent vers la partie supérieure du liquide, parce qu'elles sont moins denses que lui, et forment une couche plus ou moins épaisse. Ces paillettes ne sont pas des cristaux isolés, ce sont des accumulations de cristaux imbriqués les uns sur les autres, et auxquels adhèrent presque toujours une ou plusieurs bulles de gaz empruntés à l'air lors de l'issue de la sérosité. »

D'ordinaire jaunâtre et très fluide, elle peut prendre un aspect chyliforme (obs. de Ledentu (1) laiteux *galactocèle de Vidal de Cassis*) (2) ; enfin le liquide de l'hydrocèle peut con-

(1) Ledentu. Bulletin de la Société de chirurgie.

(2) Vidal de Cassis (Traité de path. externe, t. V) cite deux observations d'hydrocèle, dont le liquide avait cette apparence laiteuse, et il leur donne le nom de galactocèle ; l'une, en particulier, empruntée à Fergusson, dans laquelle il s'agit d'un Allemand résidant dans les pays chauds et qui y fut ponctionné trois fois ; à chaque fois, il s'écoulait par le trocart un liquide lactescent. M. Lancereaux (Traité d'anatomie pathol., t. II) croit qu'il s'agissait dans ces cas d'une véritable lymphorrhagie de la tunique vaginale.

tenir des caillots des parties de tissu sphacélé qui ne pouvait trouver passage par le trocart lors de la ponction et jouait ultérieurement le rôle d'épine irritante pour provoquer un nouvel épanchement. Il n'est pas enfin jusqu'à des corps étrangers, un fragment de ces tubes à drainage en os décalcifié, prétendus résorbables, par exemple, qui n'ait nécessité une nouvelle intervention pour guérir une nouvelle hydrocèle. (Obs. de Reverdin. Thèse de Vauthier) (1).

A côté du liquide de l'hydrocèle, la membrane limitante de la poche joue un rôle prépondérant au point de vue de la reproduction des hydrocèles.

Cette paroi présente la structure la plus différente suivant les cas, suivant l'âge de l'affection, et suivant sa nature à côté des observations, en effet, où on a noté le peu d'épaisseur de la tunique vaginale, qui était presque transparente (obs. de Terrillon) (2), nous pouvons en offrir beaucoup d'autres où, comme dans les observations de M. Julliard, par exemple, la tunique fut trouvée considérablement épaissie, d'un rouge vif et présentant des plaques blanchâtres ou jaunâtres.

Dans une observation (obs. VI du mémoire de M. Julliard) l'épaisseur de la séreuse atteignait 13 millimètres, sa face interne était tapissée de fausses membranes bleuâtres, molles, d'apparence fongueuse. Ces fausses membranes, très adhérentes, durent être enlevées avec la

(1) Obs. de Reverdin, in th. de Vauthier. Recherches anatomiques sur les corps libres de la tunique vaginale. Thèse de Genève, 1884.

(2) Terrillon. Bulletin de la Soc. anatomique, Progrès médical, 1880.

curette. Des plaques, dont il est ici fait mention, peuvent se détacher et constituer un corps flottant dans l'intérieur du liquide épanché (1), corps flottant, dont les dimensions peuvent être assez considérables pour empêcher son passage par le trocart, lors de la ponction, constituant ainsi une de ces causes de récidive dont nous avons parlé plus haut.

Le maximum d'épaisseur des parois noté par M. Julliard, a été de deux centimètres. Souvent il a constaté l'existence de plaques de pachy-vaginalite avec de petites ecchymoses indice d'hémorrhagie interstitielle. Nous n'insisterons pas davantage sur le passage de l'hydrocèle à l'état de hydro hématocèle et ne ferons que rappeler, chemin faisant, le fâcheux obstacle apporté par les caillots lors de l'évacuation du liquide de la tumeur.

L'épaisseur de la tunique vaginale hypertrophiée n'est souvent point la même dans toute son étendue; de là à la formation de brides situées en des points variables de la tunique vaginale, il n'y a qu'un pas ; il serait superflu d'insister sur les inconvénients que peut présenter un tel état de la vaginale, lorsqu'il s'agit d'y faire pénétrer un liquide modificateur. On connaît combien il peut devenir difficile de faire pénétrer la teinture d'iode, par exemple, dans un de ces diverticules en bissac, tels qu'on les observe parfois. Il est bon aussi d'avoir toujours présent à l'esprit, qu'une pareille conformation de la vaginale peut se rencontrer indépendante de toute inflammation chronique de la séreuse. Il s'agit vraisemblablement là d'un arrêt de développement

(1) Vauthier. Loc. cit.

ou de quelque processus pathologique antérieur sur lequel nous n'avons point à nous arrêter ici » (1).

L'aspect de la poche devient nettement multiloculaire ; dans ce cas d'hydrocèle particulier qu'on a désigné sous le nom d'hydrocèle spermatique en raison de ce fait que le liquide contient des spermatozoïdes. Dans ce cas, où le liquide épanché est caractérisé par la présence d'animalcules spermatiques, il serait toujours d'une densité plus

(1) Voir Curling. Loc. cit., p. 100-101 et fig.

Vaginalite tuberculeuse. — Cette altération n'étant généralement pas décrite, on pourrait croire qu'elle est tout à fait rare. Cependant comme les désordres qui en résultent sont peu importants et comme l'examen de la tunique vaginale est souvent négligé dans les autopsies, ce serait un tort de vouloir considérer la vaginalite tuberculeuse comme une lésion exceptionnelle. Dans un cas rapporté par Bulteau (Bullet. Soc. anat., 1875, p. 747), il existait chez un jeune enfant, âgé de 8 ans, en même temps qu'une infiltration granuleuse miliaire des poumons, du foie, de la rate et des méninges, des tubercules de la séreuse testiculaire du côté gauche. La cavité de la tunique vaginale contenait environ 100 gr. d'un liquide citrin albumineux, le feuillet pariétal de cette membrane était parcouru par des vaisseaux dilatés, formant des arborisations multiples situées au pourtour de granulations grisâtres et transparentes. Le feuillet viscéral était sain, le testicule simplement un peu aplati ; la tunique vaginale du côté droit ne présentait aucune altération. Pour mon compte, je n'ai trouvé qu'une seule fois des tubercules de la tunique vaginale : c'était dans un cas d'épididymite tuberculeuse, mais je dois avouer que j'ai souvent négligé l'examen de cette séreuse dans l'autopsie des tuberculeux. (Lancereaux. Traité d'an. path., t. II, 1879-81, p. 361.)

Depuis lors, les altérations tuberculeuses de la tunique vaginale recherchées par certains auteurs ont été observées d'une façon courante (Reclus).

faible que dans le cas d'hydrocèle simple d'après le professeur Robin. On conçoit comment la dégénérescence kystique pouvant atteindre successivement plusieurs régions du testicule, on se trouve en présence de kystes successifs de véritables hydrocèles spermatiques récidivées (1).

Les lésions anatomo-pathologiques dans les cas d'hydrocèles récidivées, portent souvent plus loin que la vaginale. Le testicule et l'épididyme sont souvent en cause.

L'épididyme toujours pris, pour le professeur Panas, serait cependant quelquefois indemne et pourrait n'être pris que secondairement, il est enflammé, chroniquement présente des tubercules ou des altérations syphilitiques.

Le testicule lui-même présente parfois aussi des lésions causales de l'hydrocèle, tantôt ce sera une tumeur quelconque, myxome, enchondrome, sarcome, qui marche bien avec l'hydrocèle, au liquide de laquelle elle communique parfois, surtout dans le cas de sarcome ou de carcinome une teinte rosée, séro-sanguine (2). Sur le testicule enfin peuvent se rencontrer des kystes spermatiques, qui s'y trouvent au même titre qu'au niveau de l'épididyme, kystes dont la présence peut même rendre le diagnostic hésitant.

En résumé, nous pouvons conclure que :

Les hydrocèles récidivent sous l'influence de causes générales et locales.

Les causes générales en sont : les maladies telles que le

(1) Leser. Hydrocele multiloculär. Centralb. f. chir., 1885, n° 2.

(2) Boursier. Des hydrocèles symptomatiques des tumeurs du testicule. Th. Paris, 1880.

rhumatisme, la tuberculose, la syphilis, dont l'hydrocèle ne constitue qu'une des manifestations locales.

Les causes locales en sont : le traumatisme agissant sur un testicule ou sur une tunique vaginale antérieurement altérée et déterminant ainsi d'autant plus facilement le retour d'accidents pathologiques sur un terrain de moindre résistance. Nous avons d'ailleurs assez insisté sur les lésions du testicule qui accompagnent l'hydrocèle, pour qu'il soit nécessaire de rappeler que la cause la plus ordinaire des récidives de l'hydrocèle, est une lésion testiculaire ancienne dont l'épanchement ne constitue qu'un symptôme et que c'est en supprimant cette lésion qu'on en supprime l'effet.

Nous tenons à noter ici l'influence toute particulière que présente au point de vue de la récidive, un traitement plus ou moins bien conduit de l'hydrocèle et Dolbeau insistait sur ce fait à savoir que les hydrocèles soumises antérieurement aux diverses opérations palliatives sont plus sujettes que les autres à la récidive et même suppurent plus volontiers que les autres quand on en vient à une opération radicale. Nous aurons du reste à revenir sur ce point dans le chapitre consacré au traitement. (1)

(1) Gillette. Chir. journalière des hôpit. de Paris.

SYMPTOMATOLOGIE.

L'hydrocèle se présente d'ordinaire sous la forme d'une tumeur lisse, pyriforme à grosse extrémité, dirigée en bas; la petite extrémité, au contraire, se dirigeant vers l'anneau inguinal extérieur. Cette tumeur est ordinairement unie, régulière ; mais elle peut être aussi bosselée dans la variété des hydrocèles qui nous occupent, car, au niveau des points où ont été faites les ponctions antérieures, il s'établit souvent des adhérences qui peuvent faire prendre à l'ensemble de la masse l'aspect multilobé (forme en calebasse ; forme en bissac).

La transparence existe d'ordinaire dans les hydrocèles récidivées de la tunique vaginale ; mais on conçoit qu'elle ne soit souvent pas très nette en raison des lésions pariétales de la séreuse, lésions sur lesquelles nous avons pris soin d'insister en parlant de l'anatomie pathologique de la tunique vaginale. Cette transparence sera cependant, la plupart du temps, suffisante pour permettre de fixer la nature de la tumeur. Elle peut cependant être insuffisante, lorsque le liquide de l'hydrocèle reproduite aura été, après une première ponction, mélangé de sang ou de pus.

La fluctuation, parfois très nette, lorsque l'hydrocèle n'est point trop tendue, devient parfois impossible à constater, à cause soit de la grande tension de la tumeur ou bien encore de l'épaisseur des parois, et, comme c'est le cas le plus ordinaire dans les hydrocèles que nous examinons ici, on conçoit qu'elle soit la plupart du temps très difficile à reconnaître.

La tumeur élastique, à surface lisse et unie, commence par la partie inférieure des sutures; elle augmente peu à peu de volume, sans causer de douleur, jusqu'à atteindre la dimension énorme que cite Curling; c'est ainsi que dans un cas de Mursinna elle avait 27 pouces de long et 17 de large. C'est du reste, ainsi qu'il le fait remarquer, l'hydrocèle la plus volumineuse qui ait été observée (1).

Cette tumeur est indolente à la pression. Cependant, à un certain point de l'hydrocèle, même dans les cas les plus invétérés, celle-ci révèle une douleur caractéristique de la présence du testicule, — douleur qu'il faut avoir toujours bien soin de rechercher avant de pratiquer la ponction ; car cette zone douloureuse doit être évitée avec le plus grand soin par le trocart du chirurgien.

La marche de cette tumeur est plus ou moins rapide, suivant le cas. Dans le cas d'hydrocèle récidivée, elle est d'ordinaire assez rapide jusqu'au moment de l'épanchement, ayant atteint une certaine limite, elle reste dans une période stationnaire parfois longtemps prolongée, pour reprendre un nouvel élan à la suite d'une cause occasionnelle quelconque, un traumatisme sur la région, par exemple.

C'est dans le cas des hydrocèles récidivées qu'on observe surtout les complications notées parfois dans le cours des

(1) Curling. Loc. citat., p. 107.

épanchements séreux de la tunique vaginale. Ces complications sont : en première ligne, l'hydro-hématocèle ou épanchement de liquide sanguin dans une tunique vaginale déjà remplie de liquide séreux, — hydrohématocèle qui suppure parfois et peut donner l'indication formelle d'un traitement chirurgical très actif : je veux parler de l'ouverture très large de la tunique vaginale.

Nous avons déjà eu occasion de parler de la suppuration de la tunique vaginale affectée d'hydroçèle sous l'influence d'un traumatisme même chirurgical, nous ne faisons que rappeler les idées de Dolbeau.

Nous avons passé à dessein rapidement sur ce chapitre des symptômes dans les hydrocèles récidivées. Ces symptômes ne diffèrent en somme de ceux de l'hydrocèle simple, on le voit, que par leur atténuation ; ils deviennent chroniques, si on peut ainsi s'exprimer.

DIAGNOSTIC

En raison précisément de l'atténuation de ses symptômes, le diagnostic de l'hydrocèle secondaire présente le plus souvent au point de vue des signes locaux, ainsi que nous avons déjà pris soin de le faire remarquer plus haut, une plus grande difficulté que l'hydrocèle simple.

Les parois, le liquide de la poche peuvent être tellement modifiés que la fluctuation, les transparences pourront ne pas exister, ou du moins, exister à un degré très faible.

Néanmoins d'ordinaire, en s'aidant des commémoratifs (arthritisme) à l'occasion, le diagnostic sera facile. La ponction exploratrice en dernière analyse le jugerait sans conteste.

Le diagnostic des complications devra ensuite être fait avant l'évacuation du liquide et, par l'état général, par l'étude des antécédents, on pourra souvent remonter par l'étiologie, à la lésion des testicules ou de l'épididyme, cause première de l'affection. D'autre part, certaines hydrocèles tuberculeuses doubles présentent un caractère typique et véritablement pathognomonique, ainsi que l'a parfaitement démontré le professeur Trélat (1). La syphilis testiculaire, accompagnée d'hydrocèles, marche souvent avec d'autres manifestations de la diathèse, ainsi que l'a bien montré M. Reclus (2).

(1) Élève du professeur Verneuil, Mollet insiste dans sa thèse sur l'arthritisme, condition pathogénique de l'hydrocèle. (Mollet. Thèse de Paris, 1879.)

(2) Semaine médicale, 1884.

Le pronostic d'une hydrocèle récidivée est toujours grave, grave en raison de l'intervention chirurgicale qu'il nécessite, grave surtout au point de vue des lésions de l'organe sous-jacent qu'elle détermine d'habitude. MM. les professeurs Lannelongue et Marimon ont insisté, en effet, sur les effets déplorables que présente, au point de vue de la fonction génitale, la pression d'une hydrocèle volumineuse durant depuis longtemps. La présence d'un épanchement, surtout s'il est assez considérable en anémiant le testicule, en comprimant les tubes séminifères, gêne singulièrement la formation des animalcules spermatiques et entraîne l'excrétion du sperme déjà formé. Nous savons d'autre part les inconvénients que présentent pour certains auteurs, Gosselin, en particulier, la suppression de la tunique vaginale : or, c'est à ce but, croyons-nous, que doit tendre la thérapeutique chirurgicale qui se proposera de supprimer une cavité toujours toute prête à recevoir les liquides qui s'y épancheraient fatalement à la suite du travail de désorganisation profonde qu'en ont subi les parois.

Donc, à tous les points de vue et par sa présence certainement, et par l'intervention qu'elle peut nécessiter pour certains auteurs, l'hydrocèle récidivée est d'un pronostic fâcheux, au moins pour la fonction spermatique; si on ajoute à cela que, sujette à se compliquer ou d'hématocèle, ou de suppuration de la tunique vaginale, elle peut déterminer des accidents fébriles assez intenses, on comprendra comment, dans les cas de vieilles hydrocèles rebelles, on soit amené à intervenir, à intervenir vite et radicalement.

TRAITEMENT.

Bien des modes de traitement ont été successivement vantés pour guérir l'hydrocèle, tous plus ou moins insuffisants, tous plus ou moins vite abandonnés, et il ne reste plus véritablement à l'heure actuelle que deux méthodes en présence.

L'*une*, la ponction suivie d'injections irritantes, la plus fréquemment employée dans notre pays.

L'*autre*, que l'application de la méthode antiseptique a remise singulièrement en honneur dans ces dernières années, c'est l'incision simple ou avec résection de la tunique vaginale.

Sans insister sur la première de ces deux méthodes, nous rappellerons seulement qu'elle était fondée sur ce fait d'observation que l'évacuation du liquide de l'hydrocèle ne suffit pas à guérir la maladie.

S'il est des cas où la résorption (1) de l'épanchement est suivie de guérison complète, sous l'influence d'une médica-

(1) Notta, de Lisieux. Observation d'hydrocèle rhumatismale coïncidant et disparaissant avec des manifestations articulaires sous l'influence d'une médication interne. Bull. de thérapeutique. 1851, p. 231.

Breschet, Foissac, Rognetta, cité dans Labadie.

tion interne (médication salicylée, mercuriaux, fondants et en première ligne l'iodure de potassium) ou d'un traitement topique bien approprié (électricité, électro-puncture, massage, vésicatoires, application de compresses imbibées d'une solution excitante, chlorhydrate d'ammoniaque au 1/6ᵉ par exemple); il en est d'autres où l'évacuation du liquide spontanée (1) ou même provoquée par la ponction se trouve absolument insuffisante.

Nous n'en voulons citer qu'un exemple de Julliard, où un malade ponctionné neuf fois sans succès avec récidive constante, ne put être guéri d'une hydrocèle autant de fois récidivée que par l'incision antiseptique.

L'observation du professeur Richet, par contre, est une exception heureuse : une hydrocèle déjà ancienne se trouva guérie radicalement par une seule ponction et permit au malade qui en était porteur de se marier trois jours après.

Modifier la tunique vaginale après avoir évacué le liquide qui la distend, tel est le but que se propose de remplir le chirurgien qui emploie la ponction suivie d'injections irritantes. De cette méthode, nous rappellerons que les liquides les plus variés ont été successivement employés et vantés par les différents chirurgiens : successivement le vin chaud, la teinture d'iode, l'alcool, l'acide phénique, l'eau salée, le perchlorure de fer, le chlorure de zinc, l'eau albumineuse, le sulfate de cuivre, l'oxyde de mercure, l'ammoniaque liquide et bien d'autres encore ont été employés et ont fourni, entre les mains de chirurgiens ha-

(1) St-Martin (Ad.). De la rupture de la tunique vaginale dans l'hydrocèle. Th. Paris, 1883.

biles, d'excellents résultats; cependant il existe des insuccès (1).

A côté de la ponction suivie d'injection irritante, nous pouvons placer une méthode employée par M. Gillette à l'hôpital Tenon, c'est la ponction suivie de la malaxation de la tunique vaginale. M. Renard, élève de M. Gillette, l'a décrite de la manière suivante :

« La ponction se fait comme d'ordinaire en prenant toutes les précautions nécessaires et en suivant les règles fixées par M. Gosselin, dans son annotation du livre de Curling, annotation à laquelle nous renvoyons. Quant à la malaxation qui constitue la partie tout à fait originale de ce procédé dû à M. Gillette, voici comment notre maître pratique ce temps de l'opération :

« La ponction faite, on retire la canule et l'on saisit ensuite, après avoir autant que possible écarté le testicule en arrière, le scrotum, en tirant légèrement, entre le plat de la main droite placée en arrière et le pouce en avant. On roule alors le scrotum, ainsi placé entre le pouce en avant et le plat de la main en arrière de haut en bas et de bas en

(1) M. Gosselin, employant l'injection iodée, a eu sur 141 cas :

Guérisons....................	122
Récidives....................	16
Guérisons après suppuration....	3

Waitz, de Kiel. Sur 36 cas, a vu 2 récidives et trois fois des complications.

Par l'emploi du chlorure de zinc, la moyenne des récidives serait de 5 p. 100.

haut, tout en serrant légèrement de façon à établir un contact assez étroit entre la face antérieure et la face postérieure.

« Pendant ce mouvement dans lequel la face antérieure roule de haut en bas sur la face postérieure du scrotum, et la face postérieure de bas en haut sur la face antérieure et vice versa, la main gauche saisit le testicule et l'écarte de façon à lui éviter tout choc.

« On peut se servir des deux mains pour faire la malaxation ; alors les extrémités des doigts réunis suffisent à maintenir le testicule en haut. Aussitôt après la malaxation pendant laquelle le malade n'éprouve presque aucune douleur, on applique sur le scrotum des compresses froides trempées dans l'eau alcoolisée, et on le maintient dans une position élevée.

« La malaxation dure un temps variable depuis une demi-minute, une minute, jusqu'à deux minutes et même cinq minutes ; tout dépendra de l'état de la vaginale et de l'époque de l'hydrocèle. C'est là un des grands avantages de ce procédé qui permet pour ainsi dire de doser le degré d'irritation qu'on provoque dans la vaginale. » (Renard, th. Paris, 1884, p. 42.)

La malaxation a fourni des succès à son auteur, mais aussi des récidives, et nous tenons nous-même d'un ancien élève du service que deux des malades qui font le sujet des observations de M. Renard, sont rentrés dans le courant de l'année pour récidive de leur affection.

La malaxation est donc une méthode peut-être très élégante (Renard), mais certainement aussi infidèle, sinon plus, que la ponction suivie de l'injection d'un liquide irritant (1).

(1) M. Guyon se sert d'un entonnoir au lieu de la seringue pour faire pénétrer le liquide dans la tunique vaginale. A cause de l'effort développé pour manœuvrer la seringue, le liquide serait projeté avec force sur la tunique vaginale et y produirait un choc comparable à un coup. M. Le Fort a vu Richard employer l'entonnoir. (Bull. Soc. de chir., 1879, p. 647-650.)

(1) *Méthode de Defer.* — Elle consiste à cautériser l'intérieur de la tunique vaginale avec du nitrate d'argent fondu porté à l'extrémité d'une sonde cannelée ordinaire (voir thèse de Chopinet). M. Terrier a pratiqué cette méthode un certain nombre de fois et n'a jamais vu survenir d'accident et en particulier la suppuration. Cette méthode serait au moins aussi efficace que l'ingestion de teinture d'iode, mais la guérison est un peu plus longue à s'effectuer.

M. Gillette a vu ce procédé employé par Désormeaux et par d'autres, mais il affirme avoir eu occasion de voir plusieurs récidives d'hydrocèle, traitées de cette manière. Il aurait même vu l'emploi de cette méthode amener la suppuration de la tunique vaginale.

Chez les jeunes enfants, M. Guéniot ne fait point d'injection, il pratique seulement la ponction et aurait même vu dans certains cas, l'hydrocèle disparaître spontanément.

M. Marc Sée n'est point tout à fait de cet avis; il croit que l'hydrocèle est sujette à récidive chez l'enfant au même titre que chez l'adulte, il fait l'injection iodée en prenant soin de faire tenir fermé par la main d'un aide l'orifice inguinal externe, pour empêcher le reflux du liquide injecté dans le péritoine par le canal péritonéal vaginal qui persiste souvent.

Dans le cas d'hydro-hématocèle de la tunique vaginale, M. Duplay fait la ponction, et si le liquide se reproduit sanguin, il fait le drainage et ouvre largement la poche à cause de la tendance à la suppuration de la tunique vaginale pour les hydrocèles.

Une méthode plus radicale et plus constante fut alors recherchée : on se proposa non plus seulement de modifier mais de détruire la tunique vaginale, et on revint à l'incision comme traitement de l'hydrocèle récidivée.

« L'incision, telle qu'on la faisait avant l'antisepsie, consistait à ouvrir la cavité vaginale sur toute sa hauteur et à la remplir de charpie. La suppuration s'établissait et

Jeunes. Gosselin fait inject. de teinture d'iode.

Vieilles. Inject. de vin chaud et détermine ainsi l'oblitération de la séreuse par adhérences, ce qui amène l'anémie testiculaire et la suppression de la fonction spermatique.

M. Dolbeau croit que les hydrocèles soumises antérieurement aux diverses opérations palliatives (ponction simple, injection Monod), sont plus sujettes que les autres à la suppuration, quand on est obligé d'en venir définitivement à la méthode curative.

Hydro-hématocèle suppurée. *Drainage*.— Dans ce cas les parois vaginales sont singulièrement épaissies : 1° par les dépôts fibrineux résultant de l'épanchement de sang, analogue à ceux des anévrysmes et pouvant acquérir une épaisseur de plusieurs centimètres ; 2° par l'inflammation qui donne naissance à des couches albumineuses et pseudo-membraneuses, semblables à celles de la plèvre, et fait prendre à la vaginale l'apparence d'une boule élastique, dont les parois épaisses ne peuvent venir en contact et restent toujours écartées. M. Richet repousse la castration admise par certains auteurs ; il fait aussi bon marché de l'incision, à la suite de laquelle la suppuration est interminable et de l'excision dans laquelle on est obligé de diviser les vaisseaux du scrotum, ce qui peut donner lieu à des hémorrhagies ; il repousse également les injections et croit que la décortication (Gosselin) est souvent suivie d'hémorrhagies et d'inflammation grave. Il préfère de beaucoup le drainage, moyen dû à Baudens, qui faisait usage d'un tube métallique percé d'un trou. Richet emploie le tube élastique. (Gillette. Pratique de la chir. journalière, nov. 1878.)

la guérison avait lieu par suppuration et granulation. Cette méthode, qui est *la plus ancienne* de toutes, avait de grands inconvénients. La guérison ne s'obtenait qu'au prix d'une suppuration qui durait fort longtemps et pendant laquelle les malades obligés de garder le lit étaient exposés à toutes les complications qui peuvent résulter de l'infection (1). »

L'incision est donc une méthode très ancienne, la plus ancienne, dit aussi Curling, de traiter l'hydrocèle ; et sans remonter plus haut, nous lisons dans Ambroise Paré : « Comme ces jours passés j'ai expérimenté en l'hydrocèle d'une fille âgée de six à sept ans, pour laquelle résoudre, ayant en vain expérimenté par un long temps tous les résolutifs que l'art m'avait enseigné, je fus enfin contraint venir à l'ouverture pour donner issue à l'eau contenue, ensemble arracher et trancher la membrane qui contenait ladite eau : comme peut tesmoigner Monsieur Hautin, docteur en médecine, qui m'avait fait appeler pour l'exécution (2). »

En 1733, nous voyons Samuel Shart pratiquer cette opération (3) sur un jeune garçon, et cinquante ans plus tard, l'Académie royale de chirurgie prononcer (1788) « dans quelque cas que ce soit, si l'eau qui sort par la canule est rougeâtre et d'un rouge foncé et livide et de mauvaise odeur, il y aurait du danger à différer l'incision. »

En 1824, Scarpa publie 4 observations d'hydrocèle en-

(1) Julliard. Revue de chirurgie, p. 81, 1884.

(2) A. Paré. Edition Malgaigne, t. I, livre V, p. 346.

(3) Samuel Shart. A treatise on the operations of surgery with a Description and Representation, etc. Londres, 1739, page 41 (obs. II.)

kystées du cordon, incisées et guéries et conclut en disant : « Ces exemples prouvent que la cure par l'incision de l'hydrocèle enkystée et de l'hydrocèle diffuse du cordon spermatique, est toujours exempte d'accidents graves toutes les fois que la maladie est locale ». Boyer conseille l'incision dans certains cas : « Lorsque, dit-il, l'hydrocèle du cordon est très considérable, elle devient fort incommode tant par son volume que par son poids ; alors si le malade veut en être débarrassé il faut avoir recours à une opération sans laquelle il serait impossible d'espérer une guérison radicale. Cette opération consiste à inciser la tumeur dans toute sa longueur, afin de donner issue au liquide séreux et quelquefois visqueux, qui est infiltré sous la membrane commune dans le tissu cellulaire du cordon. On couvre la plaie d'un linge fin sur lequel on place de la charpie qu'on soutient par des compresses et un bandage convenable. Pendant les trois ou quatre première fois la sérosité continue à couler abondamment ; ensuite la suppuration lui succède et amène l'affaissement total de la tumeur et la guérison de la plaie (1). »

C'est ensuite Zucchi (2), qui en 1831, publie 3 cas d'hydrocèle chez la femme, guéris par l'incision. Puis en 1834, Regnoli (3) de Pise, qui cite une jeune fille de 11 ans dont l'hydrocèle traitée par l'incision et l'excision partielle, guérit en moins de vingt jours. Presque toujours, on le voit, il s'agissait d'hydrocèles enkystées du cordon, ou d'hydro-

(1) Traité des maladies chirurgicales, par M. le baron Boyer, 1831, t. I, p. 187.

(2) Ch. Sacchi. Arch. de médecine, t. XXVI, p. 374.

(3) Regnoli. Arch. de méd., 2e série, t. V, p. 114.

cèles chez la femme. Plusieurs autres cas de Roux, Breschet, Delaporte de Lisfranc, de Fergusson, ce dernier trouvant dans la tunique vaginale qu'il vient d'ouvrir, une aiguille à acupuncture qui y avait été oubliée. En Angleterre, en Espagne et en Italie, les chirurgiens avaient aussi opéré des hydrocèles par l'incision de la tunique vaginale et toujours avec succès, néanmoins l'opération n'en restait pas moins exceptionnelle et sans être aussi absolue que Gerdy (1) qui y voyait « une pratique excusable chez les chirurgiens ignorants et barbares des siècles passés, mais universellement rejetée aujourd'hui, que nous possédons un moyen moins douloureux et certainement aussi efficace. »

La majorité des chirurgiens faisaient comme Chassaignac, l'employant à la grande rigueur, mais au fond, la considérant comme une « opération mauvaise » (2), et dans sa thèse, M. Lelièvre (3) la classait parmi les opérations violentes, et, c'est seulement dans le cas d'hydrocèles très volumineuses, par lesquelles le testicule pourrait être comprimé, que M. Marimon la recommande (4).

C'est véritablement à Volkmann que revient le mérite d'avoir érigé le traitement de l'hydrocèle par l'incision en une méthode thérapeutique. Volkmann fit école à l'étranger : en Allemagne, en Angleterre, aux Etats-Unis, en Italie, en Espagne, l'incision de la tunique vaginale fut pratiquée selon les règles de la méthode antiseptique pour

(1) Gerdy. Arch. gén. de méd., 3e série, t. I, p. 57.
(2) Traité des opérations chirurgicales, 1862, t. II, p. 859.
(3) Lelièvre. Th. Paris, 1873.
(4) Marimon. Th. Paris, 1874.

traiter les hydrocèles, et, partout, sauf en France, le chirurgien de Halle trouve de nombreux imitateurs (1).

Par quels processus ces différents procédés et particulièrement les injections irritantes arrivent-elles à déterminer la guérison définitive de l'hydrocèle, la cure radicale de l'affection? presque toujours, ainsi que le démontre le professeur Gosselin, se fondant sur les observations de

(1) Volkmann, Berlin. klin. Wochenschrift, 13e année, 1876, p. 29. (Résumée dans Revue Hayem, t. VI, p. 731.)

17 opérations d'hydrocèle par incision et pansements antiseptique de Lister. 17 succès.

Procédé opératoire de Volkmann : fendre la tumeur largement et sous le spray phéniqué; ensuite lavage de la cavité vaginale avec une solution phéniquée à 3 0/0; suture du sac et de la tunique vaginale : 15 ou 20 points de suture au moins. Tous les vaisseaux, même de petit calibre, sont liés au catgut.

Pansement antiseptique destiné à faire adhérer le feuillet pariétal au feuillet viscéral de la tunique vaginale. Si la vaginale est plissée en entonnoir, alors drainage; le bas-ventre et les aines sont renforcés par de l'ouate. Après deux ou trois pansements les pièces de Lister sont remplacées par un suspensoir avec l'ouate salicylée ou à l'acide benzoïque. Sur les 17 opérations, 14 hydrocèles et 2 hématocèles.

Pas d'accidents. 6 fois apyrexie absolue; 3 fois hyperthermie le soir seulement de l'opération. Chez les deux premiers opérés la température s'élève à 40°. Les malades se lèvent après trois et six jours. La durée moyenne de la guérison a été dix jours.

16 fois sur 17 l'oblitération de la tunique vaginale fut obtenue avec le premier pansement.

Incision. — Cette méthode est la plus ancienne qu'on ait mise en usage. Elle consiste à inciser couche par couche avec un bistouri, puis, une ouverture étant faite vers la partie supérieure de

Hutin, chirurgien des Invalides, presque toujours en déterminant l'oblitération de la tunique vaginale. Dans d'autres cas, cependant, où la guérison avait été complète, la tunique vaginale existait encore. La méthode de traitement qu'il nous reste à décrire, cherche uniquement à détruire la cavité de la vaginale, c'est la méthode par l'incision remise en honneur dans ces derniers temps, et que nous allons maintenant décrire.

la poche, à y introduire une sonde cannelée ou le doigt, et à la fendre dans toute sa hauteur, de manière à mettre le testicule à découvert. L'inflammation survient bientôt et amène l'oblitération en restant adhésive, ou bien la suppuration s'établit et la guérison a lieu après granulations.

On avait coutume autrefois, lorsque l'incision était faite, de bourrer la cavité de charpie, ou d'y placer quelque autre substance irritante. Aussi l'opération était-elle toujours suivie d'une inflammation aiguë, avec réaction générale très grave.

Un grand nombre d'anciens chirurgiens, tels que Wiseman, Cheselden, Heister et Sharp, ont signalé les douleurs et les inconvénients de l'incision, et Pott fait remarquer que cette méthode ne doitpas être regardée comme absolument exempte de dangers, M. B. Bell, d'Edimbourg, est parmi les chirurgiens d'aujourd'hui, celui qui a le plus défendu ce mode de traitement de l'hydrocèle; il l'a même perfectionné en imaginant un pansement moins irritant.

Mon frère. M. Curling de Ramsgate a vu à Paris, plusieurs malades que M. Jobert a traités de cette manière : les suites ont été très graves et ont tenu longtemps au lit les parents. Pour moi cependant *j'ai vu trois cas d'hydrocèle avec épaississement considérable du sac, dans lesquels l'injection avait échoué, et qui ont été traités avec succès par l'incision* ; les conséquences ont été certainement moins graves que ne devaient le faire supposer les allégations de Sharp et de Pott; il est vrai que, dans ces cas, la tu-

M. Julliard vient de publier dans la *Revue de Chirurgie* (février 1884) un excellent mémoire avec observations à l'appui, où il se montre partisan convaincu de l'incision

nique vaginale était évidemment moins disposée à s'enflammer que de coutume.

L'incision se fait rarement de nos jours et je m'associe à cette opinion générale, à savoir que le malade peut être traité avec succès par des moyens plus doux et moins chanceux. Si cependant une ponction exploratrice est nécessaire comme dans les cas où le diagnostic est difficile, dans ceux où l'on soupçonne une hernie ou une maladie du testicule, ou bien encore si l'hydrocèle s'accompagne d'un épaississement considérable du sac, ou est entretenue par des corps cartilagineux libres dans la tunique vaginale, on peut alors faire avec avantage une incision.

1° *Incision.* — Elle consiste à ouvrir largement la tumeur dans toute sa hauteur, à l'aide du bistouri, afin de provoquer l'inflammation de la paroi interne du kyste ; on remplit celui-ci de charpie ; ce pansement est renouvelé tous les jours. Cette méthode est douloureuse, nécessite un traitement fort long, aussi a-t-elle été abandonnée.

Excision partielle et réunion immédiate. — Walsch, après avoir divisé dans l'étendue de quelques lignes tous les tissus jusqu'à la tunique vaginale, dissèque et excise un petit lambeau de la membrane séreuse, fait évacuer le liquide et réunit, à l'aide de points de sutures, les bords de la solution de continuité. Ce procédé, plus simple que les deux précédents, n'a été appliqué qu'en petit nombre de fois. Met-il complètement à l'abri de la récidive ? Il est permis d'en douter (1).

(1) Nélaton. Eléments de pathologie chirurgicale, 1859, t. V, p. 612.

antiseptique de l'hydrocèle. En France, trois observations seulement nous sont connues; l'une de Poinsot de Bordeaux, publiée dans la thèse de son élève Labadie (Bordeaux 1881) et dont nous donnons plus loin le résumé; une autre de M. Quénu, une troisième enfin a été pratiquée à l'hôpital Saint-Louis, dans le service de M. Le Dentu, suppléé par M. Félizet; le malade est encore en traitement à l'époque actuelle.

En rassemblant tous ces faits, nous arrivons à un total de plusieurs centaines d'observations sur lesquelles l'insuccès ne s'est produit que trois fois, c'est-à-dire environ un pour cent (Renard). Aucune des méthodes autres, employées pour traiter l'hydrocèle, n'avait jusqu'alors fourni un pareil résultat.

L'opération de l'hydrocèle par la méthode antiseptique, peut être véritablement nommée opération de Volkmann-Julliard. Ce sont ces deux auteurs, en effet, qui ont contribué surtout à l'ériger en véritable méthode thérapeutique, c'est leur technique opératoire, qui doit être suivie, et que nous allons décrire.

Pour ouvrir la séreuse vaginale, au même titre que pour ouvrir toute séreuse de l'économie (bourses séreuses, synoviales articulaires, plèvre, péritoine) l'antiseptie la *plus stricte et la plus rigoureuse, est absolument indispensable.* Le malade aura pris un bain, la région sur laquelle doit porter l'opération aura été au préalable soigneusement détergée et lavée avec la brosse et l'eau savonneuse.

Le chloroforme est-il nécessaire? Volkmann l'emploie toujours. M. Julliard croit l'anesthésie générale et locale inutile pour une opération aussi rapide et aussi peu douloureuse. En nous fondant sur les observations de Poinsot, de Quénu, nous croyons que la narcose chloroformique doit être préférée, en raison surtout des sutures qui doivent être ultérieurement faites.

L'incision est alors pratiquée, la vaginale est ouverte d'abord avec le bistouri, chargée sur la sonde cannelée et divisée avec les ciseaux, sur une étendue plus ou moins considérable.

La longueur de l'incision différemment appréciée selon les chirurgiens, nous paraît ne devoir être ni trop longue ni trop courte, mais suffisante pour permettre l'exploration libre et facile de toute la cavité vaginale.

Le liquide évacué, la tunique vaginale est explorée, débarrassée des corps étrangers (fausses membranes, plaques cartilagineuses, osseuses, corps étrangers, kystes) qu'elle peut contenir; on en fait la toilette, en un mot, au même titre qu'on pratique dans l'ovariotomie la toilette de la séreuse péritonéale, et cela fait, seulement on procède aux sutures : sutures à deux étages pour M. Julliard (suture vaginale, suture cutanée, suture en un seul plan, Volkmann).

Ce dernier chirurgien recommande la multiplicité des points de suture, dont il place ordinairement une vingtaine, puis il pratique le drainage de la tunique vaginale, drainage qui serait inutile pour M. Julliard.

L'opération terminée, un pansement antiseptique rigoureux est appliqué sur la plaie opératoire.

Les suites sont d'ordinaire très simples, et la guérison s'effectuerait, d'après M. Julliard, en une dizaine de jours en moyenne, tandis qu'après l'injection iodée trois semaines sont nécessaires la plupart du temps (Gosselin).

Tels sont, en résumé, les divers temps de l'opération. Bien des objections cependant lui ont été faites : sa complication, et surtout l'inconvénient que présenterait au point de vue de la fonction génitale la suppression de la cavité vaginale. Nous ne mentionnerons pas les complications opératoires : fièvre, rétention d'urine, suppuration, qui sont à redouter au même titre dans les autres traitements de l'affection, ainsi que M. Julliard l'a démontré.

M. Gosselin reproche à l'incision d'oblitérer la tunique vaginale et de nuire par là à la sécrétion du sperme (1). Mais dans l'analyse d'un mémoire de Hutin, chirurgien de l'hôpital des Invalides, nous trouvons que sur 12 cas d'hydrocèles traitées par l'injection iodée, l'adhérence des deux feuillets de la vaginale était complète 8 fois, la séreuse n'existait plus, et M. Gosselin dans ses Cliniques rapporte lui-même le fait.

D'autres observations, et en particulier celle de Letulle (2), mentionnent bien l'anémie testiculaire après la disparition de la cavité séreuse. Mais dans l'observation précitée, dont la pièce a été présentée, du reste, à la Société

(1) J'ai primitivement constaté sur le cadavre que dans les cas où la tunique vaginale est tout à fait oblitérée par des adhérences solides et définitives, la substance séminifère a perdu de sa vascularisation, est décolorée et ne fournit plus de spermatozoïdes. Je m'en suis assuré en examinant comparativement au microscope le liquide recueilli dans le canal déférent et l'épididyme du côté malade et dans les mêmes parties du côté sain. (Gosselin. Clin. chir., t. II, p. 693.)

(2) Obs. de Letulle, in thèse de Morlot, Paris, 1881. Contribution à l'étude de l'atrophie du testicule.

anatomique, il s'agissait d'un jeune enfant dont la tunique vaginale avait été oblitérée par des fausses membranes considérables, dont le développement avait dû arrêter celui du testicule et a forcé celui-ci à s'atrophier (1). Nous pourrions, du reste, y opposer des observations nombreuses où la séreuse vaginale remplie de végétations énormes présentait cependant à son intérieur un testicule resté sain (2).

En résumé, l'oblitération de la tunique vaginale n'a donc point toujours un mauvais résultat au point de vue de la sécrétion du sperme, et par là même l'incision antiseptique qui s'étudie à la provoquer ne nous paraît pas devoir être condamnée de ce chef.

(1) L'atrophie ne peut se produire que quand la cavité vaginale a presque complètement disparu. Les deux feuillets s'accolent l'un à l'autre et produisent des adhérences, des brides qui compriment le testicule et le cordon spermatique.

Telle a été la marche de la maladie dans l'observation rapportée par M. Maurice Letulle, recueillie dans le service de Parrot. Il s'agissait d'un enfant de 11 mois, admis à l'hôpital pour une pneumonie, dont il mourut quelques jours après.

A l'autopsie, on trouva la cavité vaginale du côté gauche tapissée de fausses membranes et les deux feuillets de cette séreuse se sont solidement réunis l'un à l'autre. Le testicule était extrêmement petit, dur, gris à la coupe; il était, en outre, déformé, un peu aplati. Il présentait donc les altérations du testicule atrophié.

(2) Obs. de Polaillon. Enorme hématocèle de la tunique vaginale. Castration. Guérison. (Gaz. méd., nov. 1884.)

Il est expressément noté dans cette observation que le testicule, bien qu'enfoui sous une masse de néoformations, était resté complètement sain.

OBSERVATIONS.

Observation I (personnelle, résumée).

Hydrocèle traitée par le chlorure de zinc en injection au 1/10e.
Pas de récidive. Guérison.

Rullier (P.), 42 ans, forgeron, entre à la Pitié, salle Broca, n° 31, le 28 juillet 1884.

Hydrocèle gauche assez volumineuse et ancienne. Ponction et injection de chlorure de zinc au 1/10. Le malade sort guéri le 26 août.

Observation II (personnelle, résumée).

Hydrocèle récidivée. Traitée par le perchlorure de zinc.
Guérison.

F... (Augustin), 31 ans, journalier, salle Broca, n° 24, hôpital de la Pitié.

Hydrocèle droite de volume moyen ayant récidivé après une injection de 3/4 gramme de la solution de chlorure de de zinc au 1/10.

Le 15 octobre 1884, injection avec la seringue de Pravaz de 1 gramme de la même solution au 1/10.

Réaction inflammatoire assez vive. Antiphlogistiques. Guérison complète le 6 novembre.

Observation III (personnelle, résumée).

Récidive d'hydrocèle après injection iodée. Injection au chlorure de zinc.

Henot (Edme), 44 ans, champignonniste, salle Broca, n° 15.

Hydrocèle récidivée à gauche (opérée il y a deux ans par le professeur Verneuil avec l'injection iodée).

Injection le 19 novembre 1884 de 1 gramme de la solution de chlorure de zinc au 1/10. Sortie le 5 décembre en voie de guérison.

Observation IV (personnelle, résumée).

Hydrocèle récidivée. Traitée par la ponction et l'injection de chlorure de zinc. Guérison.

Delpé (Antoine), 62 ans, cordonnier, entre le 18 juillet 1884 à l'hôpital de la Pitié, salle Broca, n° 3, service de M. Polaillon, porteur d'une hydrocèle de la tunique vaginale à gauche, hydrocèle de volume moyen survenue peu à peu et sans cause appréciable.

Le 23 juillet, ponction, évacuation d'une partie du liquide épanché, qui est clair, citrin. Injection de 1 gramme de la solution de chlorure de zinc au 1/10. Réaction inflammatoire assez vive.

Reproduction du liquide nécessitant une nouvelle ponction et injection le 10 août.

Le malade sort le 19 août, sur sa demande, presque complètement guéri. Il n'a pas été revu depuis.

Observation V.

Hydrocèle d'origine nerveuse. Récidive. Guérison spontanée. — (Obs. d'épanchement de la tunique vaginale survenue à l'occasion d'une névralgie iléo-scrotale chez un tabétique. Paul Berbez, *France médicale*, 1885, p. 65.)

Le nommé Ch..., âgé de 33 ans, lithographe, entre le 20 février 1884, salle Cruveilhier, n° 30, service de M. Ferrand.

Antécédents. — Le malade est fils d'un vieux soldat de l'empire, qui eut cet enfant alors qu'il avait plus de 60 ans.

La mère est morte à 70 ans; elle était sujette à des attaques consulsives très souvent répétées depuis l'âge de 20 ans.

Un frère, aujourd'hui bien portant, a eu pendant longtemps une très mauvaise santé.

Le malade, tout enfant, a enduré la misère; aussi a-t-il toujours été malingre.

Vers l'âge de 13 ans il a eu des fièvres intermittentes.

A 14 ou 15 ans une croissance rapide l'a beaucoup fatigué; il s'enrhume tous les hivers pendant plusieurs années.

A 22 ans il contracte une blennorrhagie et un chancre qui paraît avoir été un chancre mou, car il ne fut suivi d'aucune manifestation générale et s'accompagna d'un bubon qui suppura assez longtemps.

La maladie actuelle remonte à dix-huit ans environ.

Sans que le malade se livrât à aucun excès alcoolique ou

vénérien, sans qu'on pût retrouver chez lui la trace d'une diathèse quelconque, il ressentit dans les jambes des douleurs qui prirent bientôt le caractère fulgurant. Ces douleurs revinrent plutôt la nuit que le jour pendant longtemps; réveillées par la chaleur du lit, elles empêchèrent tout sommeil.

Ces douleurs, parties du pourtour de la cheville, gagnaient en un clin-d'œil la racine du membre; les intervalles des douleurs étaient de peu de durée.

Au bout de trois ou quatre mois les douleurs ont gagné la ceinture. A ce moment le malade dit qu'il avait autour de la taille comme une corde à nœuds, dont brusquement les parties saillantes avaient déchiré la peau.

Dix mois après le début des accidents il survint de la spermatorrhée. Cette spermatorrhée s'accompagna d'une grande excitation génitale; le malade se livra alors à de véritables excès sexuels. Toutes les nuits, malgré de nombreux rapports sexuels dans la journée, il avait des rêves voluptueux suivis d'une abondante émission de sperme. Le matin il se levait tout courbaturé et souffrant des reins, mais toujours en proie à un priapisme violent. A cette époque le malade était devenu très excitable, la peau des jambes était devenue le siège d'une telle hyperesthésie que le frottement du pantalon était perçu douloureusement.

La spermatorrhée a persisté, les érections subsistent encore et nous obligent à donner tous les jours 2 ou 3 grammes de bromure de potassium.

Pendant cinq ou six ans le malade eut de l'incontinence d'urine après avoir eu de la rétention.

Il nous raconte qu'il s'émut peu de ce symptôme, car il

avait eu de l'incontinence d'urine jusqu'à l'âge de 5 ans, et que plus tard, à 20 ans, il avait eu pendant plusieurs mois la même infirmité.

Des rapports sexuels trop répétés causèrent des douleurs uréthrales très vives. A différentes reprises même l'urine fut mélangée de sang. A cette époque un médecin lui apprit à se sonder, mais il renonça bientôt à cette pratique en remarquant que, quand il s'accroupissait, la miction devenait beaucoup plus facile.

Les symptômes d'incoordination motrice n'ont apparu que deux ans après le début des accidents. La marche a été embarrassée d'une façon à peine appréciable, et aujourd'hui encore le malade est debout et marche toute la journée.

Il y a seize ans, sans que des marches forcées ou l'emploi de mauvaises chaussures pussent être invoquées, il survint *un mal perforant* sous la tête du premier métatarsien droit.

Il y a quinze ans apparition des troubles oculaires : la vue s'affaiblit et il survient de la diplopie. A partir de cette époque le malade courut d'hôpitaux en hôpitaux, tantôt mieux, tantôt plus mal.

Le 28 février nous le trouvons dans l'état suivant : il a le visage des gens qui souffrent beaucoup ; il est grand et très émacié.

L'examen extérieur ne révèle rien ; cependant, à la tête de chaque métatarsien, on trouve sur la face inférieure un durillon ; on ne trouve plus la trace du mal perforant qui a été soigné à Cochin dans le service de notre excellent maître M. Desprès.

Jamais les ongles n'ont été malades.

Aucune éruption de nature trophique du côté de la peau ni du côté des muqueuses.

L'examen des différents appareils organiques ne révèle rien, si ce n'est cependant l'examen du système nerveux. Néanmoins, nous devons signaler le volume exagéré des ganglions lymphatiques de l'aine des deux côtés.

L'examen des fonctions respiratoires nous apprend que le malade a un léger spasme à l'inspiration. Cette sensation de constriction à la gorge, ce sifflement respiratoire se reproduisent dans plusieurs circonstances déterminées, à l'occasion de douleurs fulgurantes dans les membres inférieurs, par exemple. Alors ces phénomènes de dyspnée ne durent que quinze jours ou trois semaines et disparaissent sans laisser de traces.

Du côté du système nerveux, nous trouvons des troubles profonds de la sensibilité et du mouvement.

A la face il n'y a rien de remarquable.

Aux membres supérieurs on constate un affaiblissement très appréciable du côté gauche ; la main gauche est beaucoup plus faible que la droite au dynamomètre, les masses musculaires opposent une résistance moins grande aux mouvements provoqués.

L'incoordination est peu marquée dans les membres supérieurs. Il y a seulement un peu d'hésitation quand il s'agit de porter le doigt sur le bout du nez, les yeux fermés.

Le malade ne peut tourner les pages d'un livre, mais il peut découper des étiquettes avec les ciseaux, occupation qui exige une certaine adresse.

Du côté de la sensibilité, les symptômes sont plus accentués. Des deux côtés, d'une façon à peu près égale, on peut constater un affaiblissement de la sensibilité générale à la piqûre et au froid dans la sphère du cubital.

Du côté radial la sensibilité est à peine touchée, mais sur le bord interne de l'avant-bras, du poignet et de la main il règne une sorte d'engourdissement sur lequel tranchent de temps à autre de véritables douleurs fulgurantes.

Les sensations de forme et de poids des objets sont très altérées.

Du côté des membres inférieurs, peu ou pas d'incoordination, mais abolition du réflexe rotulien, pas de signe de Romberg.

Réflexes abdominaux et scrotaux conservés. Pas d'anesthésie plantaire.

Du côté des sens spéciaux, on trouve une mydriase très accentuée. Les pupilles sont punctiformes. Signe d'Argyll Robertson. Diplopie intermittente.

Du côté de l'ouïe, le malade accuse des bourdonnements, des sifflements en jet de vapeur, mais pas de vertige. Il dit aussi que de temps à autre, au milieu d'une conversation, il perd l'ouïe tout d'un coup ; cette surdité dure quelques secondes, puis cesse.

Il éprouve alors, en reprenant sa phrase, une véritable surprise analogue à celle qu'éprouvent certains épileptiques larvés au sortir d'une absence.

Le malade est sujet aussi à des vertiges qui ne s'accompagnent pas de sensations auditives, à peine un léger tintement d'oreille initial, à ce qu'il dit.

Les autres sens n'ont rien d'intéressant.

Nous avons gardé pour la fin le symptôme sur lequel nous désirons attirer l'attention de la Société clinique.

Notre malade présente de temps à autre, tantôt en même temps que des crises fulgurantes dans la ceinture ou les membres inférieurs, tantôt, en l'absence de ces douleurs, des crises névralgiques du côté du cordon et du testicule. Le plus souvent la douleur en ceinture descend du cordon et envahit la glande. Cette douleur est extrêmement vive, elle est profonde à sa naissance et semble devenir superficielle à mesure qu'elle descend.

La crise consiste donc en élancements douloureux avec rétraction testiculaire et quelquefois léger gonflement de la glande.

Les ganglions lymphatiques acquièrent alors une sensibilité exquise; les douleurs gagnent parfois plusieurs des filets antérieurs de la cuisse et descendent sur la face interne du membre plus ou moins près du genou. Jamais cette douleur ne s'est accompagnée de phénomènes douloureux du côté de l'anus.

Jamais non plus ni la peau de l'aine ni celle du scrotum n'ont changé de couleur dans le cours de cette névralgie, qui dure cinq ou six jours au plus et disparaît presque tout d'un coup.

C'est à l'occasion de cette névralgie que nous avons été témoin du fait suivant :

Sans raison aucune, sans excès sexuels et sans cathétérisme plus ou moins mal pratiqué, le malade fut pris de douleurs vives dans les reins; ses douleurs, sourdes et profondes d'abord, devinrent aiguës, lancinantes, et traversaient, à la façon d'étincelles, de brûlures rapides, la région du cordon, la peau du scrotum, de la face interne de la cuisse et le testicule lui-même. Les deux glandes séminales, rétractées et non augmentées de volume semblaient vouloir s'engager dans l'anneau.

Le priapisme, très douloureux, avait redoublé. C'était à la contre-visite du soir. Nous fîmes prendre au malade 4 grammes de bromure de potassium, et nous fîmes placer sur les parties malades un cataplasme froid et arrosé de laudanum. La nuit fut assez calme, mais vers le matin les douleurs étaient revenues de plus belle, et le malade me fit remarquer qu'il avait « ses parties enflées. » J'examinai alors les testicules et je constatai, en même temps qu'une sensibilité exagérée des glandes, un épanchement déjà notable dans la tunique vaginale du côté droit.

La veille j'avais constaté l'état absolument normal du testicule et de ses enveloppes. Toute la journée les douleurs furent aussi vives, et le soir l'épanchement avait triplé. Les parties étaient chaudes, douloureuses ; il n'y avait rien dans la vaginale du côté affecté, dont les douleurs étaient plus supportables au dire du malade.

Une piqûre de morphine et le traitement de la veille procurèrent au malade un peu de calme pour la nuit. Le lendemain la tumeur avait la forme d'une grosse poire, et la pression exercée en arrière et en haut semblait la sensation spéciale que cause la pression de la glande. L'examen à la lumière révéla la transparence ; la douleur était moins vive à l'exploration. Pendant les deux jours que dura encore la névralgie, l'épanchement demeura le même ;

il disparut en vingt-quatre heures, en même temps que la névralgie.

N'ayant pu venir à la contre-visite du soir et à la visite le lendemain matin, nous fûmes tout surpris de ne plus trouver trace d'épanchement.

Les fonctions urinaires s'étaient toujours faites d'une façon aussi irrégulière; le priapisme diminua un peu.

L'examen du testicule ne nous révéla absolument rien qui ait pu causer un tel épanchement.

Le malade nous dit alors qu'il y a maintenant sept ans, il avait eu les mêmes douleurs, survenues de la même façon, et un épanchement semblable qui avait disparu en même temps que ces douleurs disparaissaient elles-mêmes.

Depuis le moment où nous avons été témoin du fait qui vient d'être rapporté, le malade n'a rien présenté d'intéressant. C'est toujours un tabétique sans ataxie; il va et vient dans la salle et garde le lit le moins possible. Il n'a pas d'incoordination bien marquée dans les membres inférieurs. Il est un peu maladroit de ses membres, surtout de ses mains.

L'examen du testicule ne révèle qu'une légère augmentation de volume de la glande du côté droit. Il n'y a pas de trace d'épanchement dans la tunique vaginale.

Rien du côté des enveloppes.

En ce moment le malade ne présente aucun phénomène viscéral.

Observation VI (J.-L. Petit).

Hydro-hématocèle. Incision. Guérison.

« Un cavalier du régiment des cuirassiers, ayant une hydrocèle, reçut un coup de pied de cheval sur le scrotum, qui creva le sac de l'hydrocèle et rompit quelques vaisseaux sanguins ; il fut mené à l'hôpital de Dinan, pays de siège, où j'étais alors. Les eaux et le sang des vaisseaux ouverts, épanchés ensemble, s'étaient infiltrés dans tout le tissu cellulaire du scrotum et de la verge : celle-ci devint grosse au point que l'ouverture du prépuce ne permettait qu'à peine la sortie des urines. En peu de temps, l'ecchymose s'étendit fort avant sous la peau des cuisses et du ventre ; et la douleur suite du coup était très considérable. J'enveloppai toutes les parties de compresses trempées dans de l'eau tiède animée d'eau-de-vie ; le malade fut promptement secouru par de nombreuses saignées, et la douleur diminua ; mais quatre jours après il survint inflammation et fièvre, ce qui m'obligea d'ouvrir le scrotum ; il sortit peu de caillots, mais une grande quantité de sang fluide, non qu'il eut conservé sa fluidité naturelle, mais parce qu'il était délayé par l'eau de l'hydrocèle ; je trouvai difficilement l'ouverture par où les eaux s'étaient écoulées, car elle n'était pas considérable et de plus elle était presque bouchée par un caillot. Ce fut par ce trou que j'introduisis une sonde creuse, à la faveur de laquelle je passai un bistouri pour ouvrir le sac dans toute son étendue, et j'évacuai une matière sanieuse semblable à la précédente, mais un peu plus fluide, parce qu'il était entré moins de sang dans le sac qu'il n'était sorti d'eau. J'avais d'autant plus raison de me servir de la sonde creuse pour conduire le bistouri que je ne doutais point que le sac ne fût le périteste et que, l'ayant ouvert, je dois trouver le testicule à nu, partie qu'il faut éviter, et dont la piqûre est souvent fâcheuse. Les accidents cessèrent, la suppuration s'établit et cette blessure fut conduite à parfaite guérison par les moyens ordinaires. » (J. L. Petit. Traité des Maladies chirurgicales, Prévost, 1881. Opérations aux Thermes, p. 720).

Observation VII.

Hydrocèle du sac herniaire. Incision longitudinale. Guérison.

Le nommé Caleguri, paysan, âgé de 59 ans, fut confié au docteur Rasori. Cet homme de constitution robuste avait atteint sa cinquante-troisième année sans aucune maladie. Vers cette époque, sans doute à la suite de fatigues agricoles, il vit paraître dans la région inguinale gauche, une tumeur du volume d'une petite noix, molle, élastique, indolente qui disparaissait dans la position horizontale et reparaissait dans la position verticale ou sous l'influence d'un effort quelconque. On déclara que c'était une hernie et l'on fit appliquer au malade un bandage, ce qui lui permit de reprendre ses occupations.

Dans la nuit du 24 janvier 1854, sans cause appréciable, la tumeur reparut avec les modifications suivantes : elle dépassait l'anneau inguinal externe, son volume était celui d'un œuf de poule, elle était dure, peu ou point douloureuse; périforme. Elle s'arrêta entre l'anneau inguinal externe et la partie supérieure du scrotum, et résista à tous les efforts de réduction que put faire le malade. Comme il n'en était pas incommodé, il y fit peu attention et reprit ses travaux. Cependant la persistance de la tumeur l'inquiéta bientôt, et il eut recours à un chirurgien, qui, après avoir vainement essayé divers moyens de traitement, lui conseilla d'entrer à l'hôpital.

Le professeur Rizzoli, après examen attentif du malade exclut une à une toutes les affections que la tumeur pouvait simuler et s'arrêta à une hyrocèle du sac herniaire avec altération du col. Le malade voulait à tout prix se débarrasser de son infirmité; le praticien se décida à ouvrir la tumeur par une incision longitudinale qui fut faite avec les précautions habituelles. Une grande quantité de sérosité pure, limpide et transparente en sortit. La tuméfaction disparut alors, et l'on trouva les parois du sac notablement épaissies et son col complètement fermé. La blessure fut pansée, suivant les préceptes de la herniotomie. Des complications étrangères au traitement chirurgical en retardèrent la guérison jusqu'au 9 avril; mais à cette époque, le malade put retourner chez lui sans crainte de voir la hernie récidiver. (Rizzoli, Clinique chirurgicale; Traduction française, 1872, p. 335).

Observation VIII.

Hydrocèle récidivée. Incision antiseptique. Guérison.

Théophile D..., 30 ans, menuisier, entre à l'hôpital Saint-André, le 20 août 1881. Hydrocèle à droite datant de quatre ans. Ponction et injection iodée deux fois.

23 septembre. Chloroformisation. Incision sous le spray, des enveloppes scrotales sur une étendue de 7, 8 centimètres, Section de la vaginale, Evacuation du liquide. Suture des bords de la plaie. Drain de crin phéniqué à la partie la plus déclive de l'incision.

La surface de la tunique vaginale a été cautérisée avec le chlorure de zinc à 1/12°.

Les deux jours suivant l'opération, élévation assez considérable de la température. Suppuration légère dans la suite. Les fils auraient pu être supprimés le douzième jour. Le malade sort complètement guéri le 4 novembre. (Th. de Laborie, Bordeaux, 1861).

Observation IX.

Hydrocèle à gauche. Traitée par l'injection de chlorure de zinc. Récidive trois mois après. Seconde ponction et injection de chlorure de zinc. Guérison. (Voir Gazette méd., 1884, n° 31.)

Lefebvre (Nicolas), âgé de 58 ans, entre le 18 juin 1881, salle Broca, n° 21, service de M. le Dr Polaillon.

Antécédents héréditaires. — Père mort à 96 ans.

Mère morte aussi à un âge très avancé.

Antécédents personnels. — Lui-même a toujours joui d'une parfaite santé.

Il a eu cependant une blennorrhagie à la suite de celle-ci, à deux reprises différentes, il y a un an environ, une légère hématurie.

Au commencement du mois de mai, à la suite d'un effort, il ressentit une douleur dans l'aine du côté gauche. Le testicule fut contus, grossit considérablement, puis la tuméfaction disparut. Néanmoins, il resta une certaine sensibilité de la région en même temps que la bourse augmentait peu à peu de volume.

18 juin. A son entrée à l'hôpital, la tumeur présente le volume d'un œuf de dinde; elle est transparente. Le testicule qui en occupe la partie supérieure paraît avoir conservé sa consistance et sa configuration habituelles. Le cordon, dont le volume est un peu plus considérable qu'à l'état normal, n'est point irrégulier. Pas traces d'adénites inguinales.

Pendant deux jours, le malade reste en observation, et le 20 juin, M. Polaillon lui fait une injection de deux tiers de seringue de Pravas ordinaire de la solution suivante :

Eau distillée.........	10	grammes.
Chlorure de zinc.....	1	—

Après avoir pris la précaution d'évacuer une partie du liquide de l'hydrocèle, liquide qui se présente limpide, jaunâtre et d'aspect citrin.

Avant l'injection, M. Farabeuf, qui assistait à l'opération, eut l'idée de faire tomber quelques gouttes de la solution dans le liquide provenant de l'hydrocèle. Chaque goutte de la solution arrivant au contact du liquide y déterminait immédiatement la formation d'un précipité blanc, caillebotté, dû à la coagulation de l'albumine y contenue. En agitant le liquide et après un quart d'heure, tout le liquide était pris en une masse blanchâtre, albumineuse.

L'injection ne fut tout d'abord suivie d'aucun phénomène réactionnel, mais bientôt après se montrèrent des douleurs vives occupant la région testiculaire et irradiant le long du cordon, douleurs qui, dans l'après-midi, se généralisèrent à toute la région abdominale. Vomissements verdâtres. Elévation de la température à quatre heures. Ces phénomènes avaient atteint leur apogée; mais, par contre, le scrotum était revenu sur lui-même complètement; la bourse gauche avait repris ses dimensions normales et ne se distinguait de la droite que par sa coloration rouge intense et par sa sensibilité à la pression.

Application de compresses imbibées de solution d'acide borique au 1/20e.

19 juin. La nuit fut assez mauvaise, mais le lendemain il s'était fait une détente très appréciable. La région testiculaire gauche est toujours sensible, mais le liquide épanché a presque entièrement disparu. La température est redevenue normale.

La rétraction des bourses s'accentua ensuite de jour en jour sans encombre, et le 30 juin le malade quittait l'hôpital complètement guéri.

Trois mois après L.... rentrait à la Pitié, son hydrocèle avait récidivé sans cause occasionnelle appréciable. Nouvelle ponction et nouvelle injection qui fut vraisemblablement curative celle-ci, car le malade entré à l'hôpital le 17 septembre en sortait le 29 complètement guéri, il n'a pas été revu depuis. (Voir *Gazette médicale*, 1884, obs. de Berthod).

Observation X.

Abcès de la tunique vaginale. Lavage. Occlusion. Guérison.

Vannier (Etienne), potier de terre, 45 ans, rue de la Roquette, 43, entre le 21 janvier 1851, au n° 30 de la salle Saint-François, hôpital Saint-Antoine.

Cet homme a eu plusieurs affections syphilitiques, dont une, entre autres, qui a été traitée par M. Ricord, à l'hôpital du Midi et qui a déterminé la destruction presque complète du voile du palais. Tout cela est ancien.

Le 22 juillet, à la visite du matin, on trouve la bourse droite volumineuse, pyriforme, rouge, tendue douloureuse, avec adhérence de la peau dans une étendue égale aux dimensions d'une pièce de un franc à la partie antérieure.

L'idée d'une affection syphilitique chronique suréchauffée ou d'un tubercule strumeux, nous vient à l'esprit, en voyant cette disposition, qui ne concorde, dans le cas particulier, avec aucune trace de blennorrhagie. Le malade n'a point reçu de coup, n'a subi, nous assure-t-il, aucun froissement, et il y a une quinzaine de jours seulement que le gonflement et la douleur ont commencé.

Toutefois l'adhérence de la peau, la douleur, la rougeur de la partie du scrotum, la fluctuation me font diagnostiquer un abcès que je crois, je l'avoue, dépendre d'un foyer syphilitique ou tuberculeux.

Sur le milieu de la partie adhérente, je fais avec le bistouri, une incision de deux centimètres de longueur qui donne cours à un liquide purulent et séreux, mêlé de flocons albumineux. Le doigt, introduit dans la tunique vaginale fait reconnaître une surface qui a perdu son poli. Quant au testicule il a conservé son volume et ses caractères normaux ; fixe à la partie postérieure, il semble avoir contracté quelques adhérences à la partie latérale externe. Au moyen de la sonde à injections récurrentes et d'un injecteur à pompe foulante, je fais un lavage aussi complet que possible de la tunique vaginale. Petite cuirasse à bandelettes fines. Puis bandelettes en suspensoir disposées en 8 de chiffre, ouvert à la partie supérieure qui vient s'attacher sur le ventre.

Le 24. Le malade n'a pas éprouvé de douleur. Il demande à manger. La pression à travers la cuirasse n'est nullement douloureuse.

Le 25. Point d'inflammation, il ne s'écoule par la plaie qu'une lymphe filante légèrement rosée et en très petite quantité, elle ne venait point du voisinage, mais seulement du long de l'incision.

Le 26. Aucun suintement ni purulent, ni lymphatique : on renouvelle la cuirasse.

Le 27. Guérison.

Le 28. Rien de nouveau. Le malade s'est levé.

1er août. Un peu de douleur à la bourse droite au-dessus et à un travers de doigt de distance de l'incision première; cicatrisation.

Le 2. Abcès du volume d'une cerise au point douloureux, incision, lavage, occlusion et double cuirasse.

Le 3. Adhésion parfaitement sèche de la plaie.

Le 4. Cicatrisation, absence complète de douleur.

Le 6. On reconnaît qu'il s'est établi des adhérences entre les enveloppes du testicule.

Le 10. Guérison parfaite, nous avons revu ce malade. Il y a deux points de la peau déprimés et adhérents.

(Chassaignac. Suppuration et drainage chirurgical. T. 2, p. 477.)

Observation XI.

Hydrocèles récidivées. Kystes de l'épididyme.

(Obs. IV de la thèse de Boursier).

Le nommé Alb. Jacques, 45 ans, peintre, entre le 14 juin 1879, à l'Hôtel-Dieu, salle Saint-Come, n° 23, service de M. Cusco.

Il y a à peu près dix ans, ce malade, après une fièvre typhoïde, s'est aperçu qu'il avait une petite grosseur au testicule droit, cette tumeur absolument indolente a grossi insensiblement. Quinze jours environ avant son entrée à l'hôpital, la moitié droite du scrotum est devenue subitement volumineuse, rouge, douloureuse. Le malade a eu en même temps de la fièvre et a été obligé de prendre le lit.

A son entrée à l'hôpital, on constate un épanchement assez abondant de la tunique vaginale droite, manifestement liquide, avec rougeur de la peau et tension très forte.

1er juillet. Ponction. Liquide citrin abondant qui se reproduit très rapidement.

Le 16. Deuxième ponction : issue de 150 grammes de liquide ordinaire de l'hydrocèle. Ce liquide sort difficilement par saccades, la cavité semble cloisonnée et multiloculaire,

Le testicule est difficilement senti au milieu d'une tunique vaginale épaissie; injection iodée.

Le 17. La douleur de l'injection iodée a persisté jusqu'au soir, pas de rougeur ni de tuméfaction considérable.

Le lendemain et le jour suivant, fièvre assez intense dans l'après-midi se prolongeant jusqu'au soir.

Le 19. La douleur et la tuméfaction continuent.

9 août. Diminution considérable de la tumeur, presque plus d'hydrocèle sur la partie supérieure. Sur le testicule, facile à sentir, on trouve au niveau de la tête de l'épididyme une petite tumeur superposée, arrondie, lisse et ressemblant à un second testicule surajouté au premier.

La tumeur supérieure plus volumineuse est dure et indolore.

La tumeur inférieure plus molle, allongée, provoque à la pression la sensation testiculaire.

M. Bouilly, qui remplace M. Cusco, diagnostique un kyste de l'épididyme avec une hydrocèle du voisinage.

6 septembre. Le liquide s'est reproduit. Nouvelle ponction sans nouvelle injection iodée.

Le malade sort le 20 avec persistance de son kyste épidymaire mais n'ayant plus qu'une toute petite hydrocèle.

Observation XII.

Hydrocèle récidivée. Incision antiseptique. Guérison.

G... (G.), 26 ans. Hydrocèle droite peu volumineuse. Cette hydrocèle avait été opérée par le procédé de Volkmann il y a quinze mois, par M. le Dr J. Reverdin qui avait employé un drain d'os décalcifié dit résorbable. L'opération guérit par première intention, et le malade quitta l'hôpital le neuvième jour muni d'un suspensoir. Quelques jours après, on constata la présence du drain, qui ne s'était pas résorbé ; dès lors, le drain est resté en place sans causer de douleurs, mais seulement une sensation de pesanteur dans le scrotum. Quelques mois après l'hydrocèle récidive. Incision antiseptique. Liquide clair citrin. La tunique vaginale ne présente pas d'altération. A la partie inférieure on trouve le drain intact, aplati et complètement enkysté dans la séreuse qui l'enveloppe. J'excise cette partie avec le drain qu'elle renferme. Résection et suture de la vaginale ajustée sur le testicule et le cordon. Suture du scrotum au catgut. Point de drain. Pansement aux éponges avec bande élastique. Réunion par première intention complète le quatrième jour. Le huitième jour le malade quitte l'hôpital. Le drain était intact, aplati, d'une longueur de quelques centimètres. La séreuse l'enveloppait complètement et elle avait pénétré dans le canal du drain qu'elle remplissait. (Obs. XLI de Julliard, la première partie de l'obs. est publiée in-extenso dans la thèse de Vauthier, loc. cit.)

Observation XIII.

Hydrocèle rebelle à l'ingestion iodée. Récidive. Incision antiseptique. Guérison.

D... (J.), 52 ans. Hydrocèle droite du volume d'une tête d'enfant. Au-dessus de l'hydrocèle se trouve une petite entéro-épiplocèle du volume d'une noix. L'hydrocèle a été traitée sans succès par l'injection iodée. Incision antiseptique. Liquide épais, jaunâtre, gluant, contenant du pus et du sang, des flocons fibrineux et des débris de fausses membranes. Tunique vaginale ayant 13 millimètres d'épaisseur; sa face interne est tapissée de fausses membranes, brunâtres, molles, d'apparence fongueuse. Ces fausses membranes très adhérentes durent être enlevées avec la curette; il s'ensuivit un suintement sanguin parenchymateux que je ne pus arrêter qu'avec un tamponnement de la cavité au chlorure de zinc et avec le thermocautère.

Résection et suture de la vaginale contre le testicule et le cordon, suture superficielle du scrotum. Deux drains dans la cavité vaginale et un dans la plaie scrotale. Ablation des drains le quatrième jour. Tuméfaction notable du scrotum. Réunion des 2/3 supérieurs de l'incision; la partie inférieure a suppuré pendant deux mois. Cette suppuration prolongée est due à ce que l'hydrocèle contenait du pus avant l'opération et à ce que les lésions de la vaginale ont nécessité l'emploi du chlorure de zinc et du thermocautère. En somme il ne s'agit pas d'une hydrocèle ordinaire. (Julliard, obs. VI.)

Observation XIV.

Hydrocèle récidivée. Incision et résection de la tunique vaginale. Guérison. (Obs. III de Julliard.)

Hydrocèle gauche, grosse comme les deux poings, datant d'une dizaine d'années, occasionnée par l'équitation. Cette hydrocèle a été traitée il y a deux ans par l'injection iodée. La guérison a duré six mois, après quoi l'hydrocèle a récidivé. Incision antiseptique. Tunique vaginale épaissie, d'un rouge vif et parsemée de plaques jaunâtres. Liquide clair et citrin. Résection et suture de la vaginale contre le testicule et le cordon. Suture du scrotum. Drainage de la vaginale et de la plaie scrotale. Ce malade, qui est alcoolique, a eu un peu de fièvre et d'agitation pendant les deux premiers jours; il a défait son pansement pendant la nuit. Le troisième jour la fièvre est tombée. Enlève les drains et les fils le troisième jour. Forte ecchymose sur le pénis et la partie supérieure des bourses; un peu d'œdème du prépuce.

Réunion par première intention complète; le cinquième jour on cesse tout pansement; le malade se lève avec un suspensoir garni de coton. Il quitte l'hôpital le sixième jour complètement guéri. J'ai revu ce malade en février 83, c'est-à-dire quatre ans après l'opération. Il continue à monter à cheval, néanmoins l'hydrocèle ne s'est pas reproduite. Le scrotum est tout à fait souple : point d'adhérences ni d'induration. Le testicule est normal et parfaitement mobile. La cicatrice de l'incision sous forme d'une ligne blanchâtre est la seule trace de l'opération.

Observation XV (inédite).

(Obs. communiquée par M. Quénu, chirurgien des hôpitaux.)

Hydrocèle de la tunique vaginale droite, récidivée quatre fois. Opération de Julliard.

Le nommé Almarya (Lazare), âgé de 47 ans, tourneur sur métaux, entre le 25 mars 1884, salle Lisfranc, lit n° 18, hôpital Tenon, service de M. Quénu.

Comme antécédents, on ne peut noter chez notre malade

qu'une variole à l'âge de 19 ans. Le malade nie avoir jamais eu aucun écoulement et aucune maladie vénérienne, il est robuste, ne tousse pas habituellement, il jouit en somme d'une bonne santé.

En 1874, il fait une chute où le testicule aurait été froissé; six mois plus tard il a remarqué que la partie correspondante augmentait de volume ; il consulta un pharmacien, qui lui fit appliquer des sangsues; du reste, il n'avait à cette époque aucun phénomène inflammatoire. La tumeur continuant à augmenter de volume en 1875, il consulte un médecin qui reconnut une hydrocèle et la ponctionna; il en sortit un liquide citrin et on fit une injection iodée. A la suite de la ponction, le malade a remarqué lui-même que son testicule droit était plus volumineux que le gauche.

Presque aussitôt après cette opération, l'épanchement se reproduisit, toujours sans réaction douloureuse.

La tumeur ne gênait le malade que par son volume; cependant elle donnait lieu parfois à des tiraillements le long du cordon jusque dans les reins.

10 mois après la première ponction, la tumeur ayant acquis un volume plus considérable que la première fois, le malade entra à l'hôpital Saint-Louis, dans le service de M. Péan, en avril 1876.

On avait, au dire du malade, ponctionné son hydrocèle, puis cautérisé la surface de la vaginale avec un crayon de nitrate d'argent, introduit par l'orifice de la ponction.

A la suite de cette opération, le malade reste cinq ans sans voir son épanchement se reproduire.

Au bout de cinq ans, en 1881, l'épanchement se reproduisit peu à peu, et il rentra en juillet dans le service de

M. Lucas-Championnière, qui le ponctionna et lui fit une injection iodée. Le liquide était toujours citrin.

Le 25 mars 1884, le malade entre dans le service de M. Quénu; trois ans environ après la dernière ponction de son hydrocèle, survient une quatrième récidive, l'épanchement a commencé à se former il y a dix huit mois, un an et demi après la dernière ponction.

La vaginale du côté droit est distendue par un épanchement abondant, et forme une tumeur du volume d'un gros poing d'adulte, tendue, indolore à la pression, sauf à la partie inférieure, où l'on reconnaît difficilement le testicule, transparente dans tous les points.

Le malade porte en même temps du côté droit une hernie inguinale, qui date de trois ans et qui descend à peine au niveau de l'anneau inguinal.

Du côté gauche, on sent le testicule normal, et au-dessus de lui, un peu d'épanchement formant une tumeur transparente qui paraît s'être développée depuis peu de temps ; ce malade ne s'en était pas aperçu et on ne lui en avait pas parlé lors des ponctions précédentes. On peut, du reste, avec assez de probabilité, rapporter cette hydrocèle gauche à la pression du bandage herniaire.

En présence de cette hydrocèle à répétitions, l'injection iodée et d'autres moyens ont été sans efficacité, étant donnée l'éventualité de voir l'hydrocèle se transformer en hématocèle et le grand désir du malade d'être enfin débarrassé d'une affection qui le gêne pour travailler, on décide l'opération de Julliard.

Opération le 7 avril, sans chloroforme.

Une incision est faite longitudinalement, sur la face antérieure de la tumeur, on incise couche par couche les différentes tuniques jusqu'à la vaginale. Une boutonnière est alors pratiquée, et sur la sonde cannelée introduite par cet orifice, ou pour la vaginale dans toute son étendue, il s'écoule un liquide citrin, riche en cholestérine.

L'examen du testicule nous montre que l'épididyme est considérablement et uniformément tuméfié et dur. Nulle part on ne constate de noyaux, de nodosités ou de plaques soit dans l'épaisseur de l'épididyme, soit du testicule, mais la vaginale est très épaissie. Dans la portion épididymaire, on observe deux petites concrétions grosses comme des grains de chènevis ; nous parvenons sans difficulté à décoller une partie de la vaginale des autres tuniques et nous la réséquons; nous n'avons ainsi laissé de tunique vaginale, que juste ce qu'il faut pour recouvrir le testicule; nous reséquons les petites concrétions citées plus haut, et nous grattons la surface de la vaginale, puis nous la touchons avec une solution d'acide phénique au vingtième.

Nous réunissons ensuite les deux lèvres de la vaginale et nous faisons une suture complètement fermée avec du catgut fin. La cavité vaginale est ainsi absolument isolée. La peau est ensuite suturée avec du fil de Florence, mais un drain dont l'extrémité profonde reste en dehors de la vaginale, est introduit dans la plaie inférieure de la plaie cutanée. Pansement de Lister, pulvérisation phéniquée. Nous prenons bien soin d'entourer les bourses avec de grosses éponges, prenant la forme des parties, et faisant sur elles une espèce de compression. Le pansement comprend les deux cuisses et tout le ventre.

8 avril. — Pansement. Il n'y a qu'un peu de sang sur les pièces du pansement, le malade n'a pas souffert. Pas de fièvre, on coupe un fil sur deux, en les laissant en place.

Les bords de la plaie sont souples.

Le 9. Même pansement.

Le 10. On enlève tous les fils, la réunion est complète.

Le 11. Suppression du drain, pansement tous les deux jours.

Les 13, 15, 17. Pansement de Lister. La cicatrisation est complète.

Il n'y a jamais eu ni fièvre, ni douleur, ni suppuration. Le thermomètre ne s'est pas élevé au-dessus de 87°, deux ou trois dixièmes.

Le 17. Le malade se lève. Pansement avec protective, 10 jours après l'opération.

En explorant le testicule, on reconnaît que l'épididyme est volumineux. Il n'y a pas trace d'épanchement. Bains, frictions avec onguent nopolitain.

Iodure de potassium, un gramme par jour.

Le malade sort le 30 pour difficultés avec l'administration ; au moment de la sortie, il n'y a pas eu de reproduction du liquide.

CONCLUSIONS

Malgré le traitement le plus rationnel et souvent sans cause occasionnelle suffisant à l'expliquer, l'hydrocèle est une affection qui récidive fréquemment.

Ces récidives sont immédiates, ou ne se produisent que longtemps (4 mois, 18 mois et plus tard) après l'opération.

Elles présentent cette particularité, à savoir : que l'efficacité du traitement est en raison inverse du nombre des récidives (Dolbeau).

Sous l'influence de la ponction irritante, la récidive pourrait avoir lieu en moyenne 1/25. L'incision antiseptique donnerait seulement 1/100 (Volkmann, Julliard).

L'injection iodée détermine l'occlusion de la vaginale 8/12 (Hutin). L'incision antiseptique presque toujours.

Cette suppression de la séreuse testiculaire a-t-elle une influence au point de vue de la sécrétion spermatique ? La question ne paraît pas encore jugée, elle demande de nouvelles études.

INDEX BIBLIOGRAPHIQUE

BONNAFONT. — Hydrocèle guérie par l'injection d'ammoniaque liquide. Bulletin Acad. de médecine, 1849, t. XI, p. 263. Rapp. de Velpeau, 1850, t. XIII, p. 1020.

HUTIN. — Résumé des recherches sur les résultats définitifs des traitements employés pour la cure de l'hydrocèle. Bull. Acad. de méd., 1852-1853, t. XVIII, p. 162, et Larrey, p. 1024.

PÉTREQUIN. — Nouveau traitement de l'hydrocèle. Bull. Ac. de méd., 1858-59, t. XXIV, p. 391.

SAINT-GERMAIN. — Applique sur les bourses des compresses imbibées d'une solution au chlorhydrate d'ammoniaque.

LABAT. — Traitement de l'hydrocèle congénitale par les injections d'alcool. Th. Paris, 1876.

CHOPINET. — Traitement de l'hydrocèle par le procédé de Defer. Th. Paris, 1875.

MORLOT. — Contribution à l'étude de l'atrophie du testicule. Th. Paris, 1881.

BOURSIER. — Des hydrocèles symptomatiques des tumeurs du testicule. Th. Paris, 1880.

RENARD (Emile). — Quelques considérations sur le traitement de l'hydrocèle simple. Th. Paris, 1884.

RAMOS DE FONSECA. — Des hydrocèles vaginales de l'adulte. Th. Paris, 1876.

SAINT-GERMAIN. — De la guérison spontanée de l'hydrocèle des jeunes enfants. Bull. de la Soc. de chir. Paris, 1878, p. 568-572.

RODOLFI (R.). — L'idrocele curito coll' electricita. Gaz. med. it. lomb. Milano, 1878, p. 456-58.

BLACKWOOD (R.-D.). — Pressure for the cure of H. Philadelp. med. Times, 1879, 151.

CURTO. — Operation di hidrocele. Cronic. med. quir. de la Habana, 1878, p. 496.

FROST. — Encysted H. of the testic. Subcutaneous rupture of a hydrocele. Lancet, London, 1878, II, 843.

WACIL (Osman). — De l'hydrocèle vaginale ; ses rapports avec l'hématocèle spontanée ; son traitement. Paris, 1879, thèse.

BIANCHI. — La electrolysi nell' idrocele. Resec. Acc. med. chir. Napoli, 1878, 177-210.

CASSON. — Cure rapide des kystes séreux en général et des hydrocèles en particulier. Pau méd., 1879, p. 210.

ENGLISCH. — Ueber den Radicalschnitt der H. unter Lister ; ihr Behandlung. Med. chir. Centralb. Wien, 1879, 169-193.

RICHET. — Hydrohématocèle ; traitement par le drainage et les injections antiseptiques. Praticien, Paris, 1879, 319-322.

BROCA. — Accidentes quo sobrevienen en el tratamiento de H. Cron. med. q. de la Habana, 1879. p. 275-277.

ROCHELT. — Hydrokele Radicalschnitt. Wien. med. Presse, 1879, 642-644.

GUYON. — Communic. sur le trait. de l'hydrocèle. Bull. Soc. de chir., 1879, 647-650.

HILLIS. — Radical cure of hydrocele. Lancet, London, 1879, p. 351.

BILLROTH. — Radical operationen der Hydrocelen, ibid., 349-352.

RIEDINGER. — 4 Operationen von Hydrocelen. Chir. klin. im K. Juliushospital zü Würzb., 1879, p. 74.

BOURSIER (P.-A.). — Etude sur les hydrocèles symptomatiques des tumeurs du testicule. Th. Paris, 1880.

DUPLAY (S.). — Hydrocèle enkystée du cordon et hydrocèle vaginale. Praticien, Paris, 1880, p. 51-54.

GOSSELIN. — Hydrocèle avec cholestérine. Gazette des hôpitaux, Paris, 1880, p. 66.

KINNE (A.-F.). — A hydrocele and the hypodermic syringe. Detroit Lancet, 1879-80, p. 344.

TÉDENAT. — Etude sur la dioptrique des hydrocèles. Gaz. hebd. des sc. méd. de Montpellier, 1880, 2. sér., 28-31.

HOUZÉ DE L'AULNOIT. — Sur le traitement de l'hydrocèle par l'injection de quelques gouttes d'une solution de perchlorure de fer au 1/16e. Bulletin Ac. de méd. de Paris, 1880, 2e s., p. 134.

OSBORN (S.). — Cases of congenital hydrocele of the testis cured by acupuncture. Lancet, London, 1880, p. 285.

RICHET. — Des hydrocèles compliquées. Un. méd., 1880. Paris, 3e s., XXIX, 176-180.

DECOUVELAERE. — Nouveau traitement de l'hydrocèle vaginale à l'aide de quelques gouttes d'une faible solution de perchlorure de fer. Lille, 1880.

ROL (Louis-Michel). — De l'hydrocèle vaginale simple et de son traitement par le procédé opératoire de Defer. Th. Paris, 1880.

BARLOW (B.). — A new operat. for the « radical » cure of hydrocele. Buffalo med. and s. J., 1879-80, p. 527-529.

LEVIS (R.-J.). — The treatment of hydrocele and serous cyste in general by the injection of carbolic acid. Philadelphia, 1881, 14 p. in-8°.

KRASKE (Q.). — 2 Fälle von Komplicirter Hydrocele nebst Bemerkungen zum Heilungswerlauf nach dem Hydrocelenschnitt. Centralb. f. Chir., 1881, 737-744.

WIGHT (J.-J.).— The treatment of hydrocele. Med. and. surg. Reporter Philadelphia, 1881.

LABADIE (J.-B.). — Cure radicale de l'hydrocèle par la méthode e l'incision avec les précautions antiseptiques. Bordeaux, 1881.

D'AMBROSIO. — Due casi d'idrocele chronico della vaginale del testicolo trattati con l'incizione di pure tintura di fodo lasciata in cavita. Guarigione. Movimento, Napoli, 1881, 659-661.

SANDIDGE. — Hydrocele cured by carbolic acid injections. Ann. Pract. Louisville, 1882, p. 199.

BASSINI. — La cura per le guarigione radicale dell' idrocele della vaginale del testicolo. Gazz. d. osp. Milano, 1882, 209-217.

LAMPUGNANI (C.). — Sulla cura radicale dell' idrocele. Gaz. medico. italo-lomb. Milano, 1882, p. 253-256.

KÜSTER. — Periorchitis serosa. Hydrocele (25 cases). Kanel und Berlin, 1882, 188-193.

WEIR. — On some new methods of treating hydrocele. Med. Record. New-York, 1882, p. 57.

DEROUBAIX (L.). — Hydrocèles. Ann. de l'univ. de Bruxelles.

ENGLISCH (J.). — Zür radical Operation der Hydrocele unter antiseptischen Cautelen. Wien. med. Blätter, 1882, p. 987, 1018, 1051, 1073, 1136, 1195.

S KÜSTER. — Ueber Hydrocele und Hämatocele. Med. chir. Centralblatt. Wien., 1828, p. 483.

FOSTER (N.-S.). — Case of cure of hydrocele by the spontaneous rupture of the sac in to the surrounding cellular tissue. Lancet, London, 1879, II, p. 871.

. SIAH (J.-M.). — Radical cure of H. by the injection into the sac of carbolic acid. Canada m. and s. J. Montréal, 1883-84, XII. p. 13.

BERTINI. — La discissione sottocutanea nell' idrocele cronico simplice. Mém. d. r. Acc. med. di Roma, 1882, p. 43-49.

OLIVEIRA FEIJAO. — Um hydrocele n'um caso de incompleta descida do testiculo; novo methodo de tratamento do hydrocele. Med. contem. Lisbonne, 1883, I, 145-150.

MAZZONI. — Idrocele proliferante vastissimo in individuo sessagenio; estirpazione della vaginale insieme al corrispondente testicolo. Med. e la chir. Roma, 1880, p. 68.

TERRILLON. — Note sur l'an. path. de l'hydrocèle simple. Progrès méd. Paris, 1880, p. 519.

HOUZÉ DE L'AULNOIT. — Nouvelle méthode de la cure radicale de l'hydrocèle par l'injection de quelques gouttes d'une solution de perchlorure de fer au 1/16e. Lille, 1880, in-8°.

ROBERTS (J.-B.). — Radical Treatment of H. by injection of carbolic acid. Philad. m. Times, 1880, I, p. 90.

MELLILO. — Nuovo methodo di cura radicale dell' idrocele chronico. Morgagni. Napoli, 1882, p. 766.

LEMOLI (F.). — Supra un metodo di curare l'idrocele. Giorn. int. d. s. med. Napoli, 1882, p. 968-972.

LICATA. — 4 casi d'idrocele curati colla punzione e l'introduzione della mimgia. Independante. Torino, 1883, p. 81-83.

SAINT-MARTIN (Ad.). — De la rupt. de la tun. vag. dans l'hydr. Th. Paris, 1883.

DESMAROUX. — Double H. de la tun. vag.; infécondité temporaire. guérison par la ponction suivie de l'ingestion iodée. Gaz. des hôp., Paris, 1883, 1 vol. p. 762.

ULYSSE VAUTHIER. — Recherches anatomiques sur les corps libres de la tunique vaginale. Th. Genève, 1884.

LESER. — Hydrocele multilocal. Centralb. f. Chir., 1885, n° 2.

Consulter en outre les classiques :

NÉLATON. — DUPLAY. — Dict. JACCOUD (Art. Hydrocèle). — CURLING. — GOSSELIN. — Chirurgie allemande : PITHA et BILLROTH. — Art. Hydrocèle de KOCHER.

TABLE DES MATIÈRES

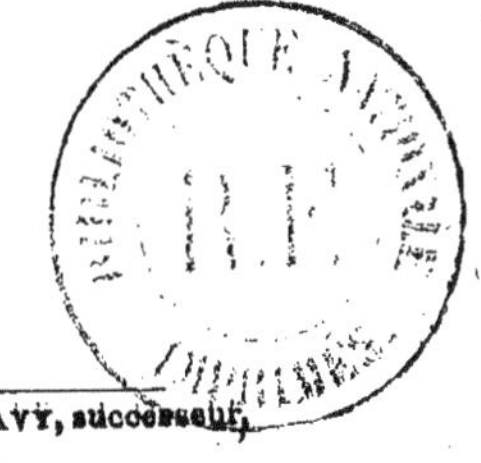

Paris. — A. PARENT, imp. de la Fac. de médec., A. DAVY, successeur,
52, rue Madame et rue M.-le-Prince, 14,